LIVRETS POUR LE CERTIFICAT D'ÉTUDES

COLLECTION PUBLIÉE
sous la direction de M. J. BAUDRILLARD, *inspecteur primaire.*

Livret d'Hygiène

PAR

J. BAUDRILLARD
Inspecteur de l'Enseignement primaire

34 Leçons.

23 Figures.

1 Graphique.

PARIS
LIBRAIRIE CH. DELAGRAVE
15, RUE SOUFFLOT, 15

Nouvelle Collection de Livrets

POUR LA PRÉPARATION DU CERTIFICAT D'ÉTUDES PRIMAIRES

Chaque livret forme un volume in-12, cart. . . . . » 30

Livrets parus :

I. **Livret de la Déclaration des Droits de l'Homme**, par A. BELOT, Inspecteur de l'Enseignement primaire de la Seine, et A. BERTRAND, Professeur de Philosophie à la Faculté des Lettres de Lyon (1er *Livret d'Éducation Civique et Sociale*).

II. **La République Française**. par A. BELOT, Inspecteur de l'Enseignement primaire à Paris (2e *Livret d'Éducation Civique et Sociale*).

III. **Contre la Tuberculose**. *Livret d'Éducation et d'Enseignement Antituberculeux*, par le Dr BROUARDEL, Doyen honoraire de la Faculté et LAGRUE, Directeur d'École publique.

IV. **Livret d'Enseignement Antialcoolique**, par J. BAUDRILLARD, Inspecteur de l'Enseignement primaire de la Seine.

V. **Livret d'Enseignement Moral**, par G. LEMOINE, Inspecteur de l'Enseignement primaire.

VI. **Livret d'Histoire**, par E. TOUTEY, Docteur ès lettres, inspecteur primaire.

VII. **Livret d'Enseignement Scientifique**, par L. BRISSET, inspecteur de l'Enseignement primaire.

VIII. **Livret d'Enseignement Ménager**, par HANNEDOUCHE, Inspecteur primaire, et Mme DEMAILLY, Directrice d'École.

IX. **Livret de Pêche et Navigation**, par V.-J. BELGŒUL, Directeur d'École normale et M. FLOCH, Directeur d'École publique.

Livrets sous presse :

X. **Livret d'hygiène**, par J. BAUDRILLARD, Inspecteur de l'Enseignement primaire de la Seine.

XI. **Livret d'Agriculture**, par DELPECH, Inspecteur primaire.

XII. **Livret de Récitation**, par BAUDRILLARD et LEGRAND, Inspecteurs primaires.

XIII. **Livret de Géographie**, par LE LÉAP, Inspecteur primaire.

XIV. **Livret d'Enseignement Social**, par A. BELOT, Inspecteur primaire (3e *Livret d'Éducation Civique et Sociale*).

Imp. Eyméoud. — Paris

LIVRETS POUR LE CERTIFICAT D'ÉTUDES

COLLECTION PUBLIÉE

sous la direction de M. J. BAUDRILLARD, *inspecteur primaire.*

Livret d'Hygiène

PAR

J. BAUDRILLARD

Inspecteur de l'Enseignement primaire.

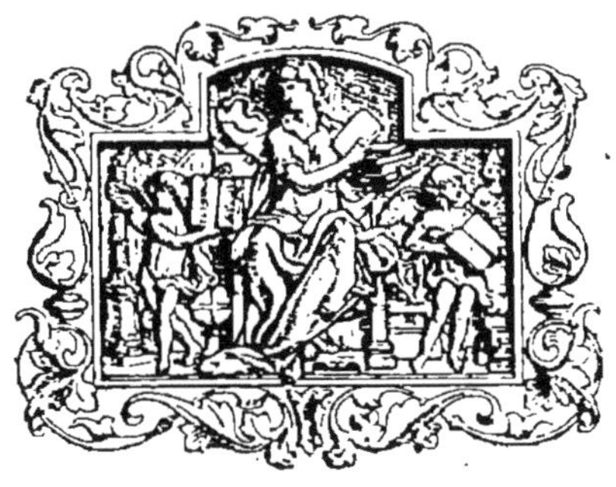

PARIS

LIBRAIRIE CH. DELAGRAVE

15, RUE SOUFFLOT, 15

PRÉFACE

Les conquêtes de l'hygiène, depuis quelque trente ans, ont été aussi nombreuses que précieuses. Cependant, un coup d'œil, même superficiel, sur notre entourage le plus immédiat, nous montre que dans le domaine de l'hygiène privée, elles sont restées, trop souvent, théoriques et sans applications.

Il n'en va pas de même, heureusement, en fait d'hygiène publique. Grâce aux Proust, aux Strauss, aux Monod, etc., les règles d'hygiène publique sont devenues de plus en plus précises, certaines, impératives. Notre époque a vu les adductions d'eaux de sources se multiplier, le tout à l'égout s'établir un peu partout, des lois, des règlements sanitaires imposer un minimum de précautions contre la naissance et la propagation des maladies contagieuses. Et quels merveilleux résultats immédiats : l'Occident mis à l'abri de la peste et du choléra, la fièvre typhoïde vaincue, la variole à peu près disparue, et, demain, la tuberculose enrayée.

Comment l'hygiène privée suit-elle d'un pas si lent les progrès de sa grande sœur? C'est que celle-ci nous est imposée. Bon gré, mal gré, nous jouissons des bienfaits d'une eau pure, de l'air renouvelé que nous assure l'éventrement de vieux quartiers malsains, de l'évacuation immédiate des matières usées. L'hygiène privée, au contraire, est affaire de conviction personnelle, d'éducation individuelle.

On l'enseigne depuis longtemps, et pourtant elle a fort peu modifié nos mœurs. C'est qu'elle nous apparaît souvent comme une collection de règles sans fondement scientifique. *Il faut aérer son logement*, est un précepte vite formulé. Il est rarement observé si l'on ne sait pourquoi un air pur nous est nécessaire. *Mâchez longuement*, dit-on. Recommandation inutile à qui ne sait rien de la digestion. Et ainsi du reste.

L'auteur de ce Livret a toujours songé aux fondements scientifiques de l'hygiène. Il les a exposés simplement, élémentairement, mais suffisamment, croit-il. Il a essayé d'être persuasif et convaincant.

De plus, il n'a pas voulu multiplier *les règles* qui, ainsi entassées, paraissent d'égale valeur; mais il a plutôt exposé *les principes*, assuré que ces principes, en petit nombre, saisissent l'intelligence du premier abord et suffisent aux besoins de la vie.

Enfin, il n'a pas oublié l'importance des soins à donner à la première enfance, et, à cet égard, son ouvrage contient les éléments d'un véritable enseignement de puériculture.

J. B.

1146-03. — Coulommiers. — Imp. Paul BRODARD. — 1-04.

LIVRET D'HYGIÈNE

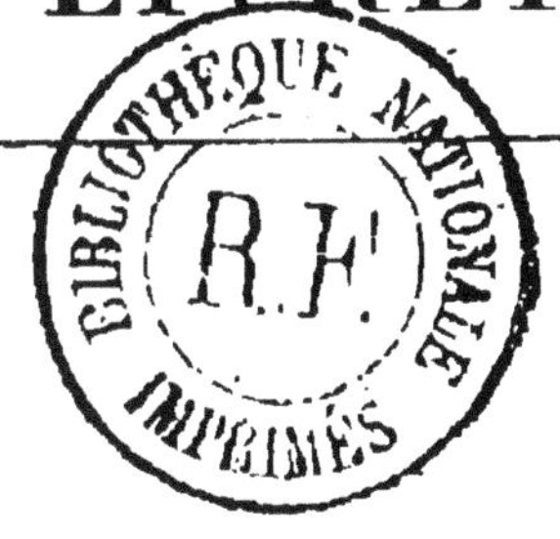

« Les hommes ne meurent pas, ils se tuent. » BUFFON.

LEÇON PRÉLIMINAIRE

Vous avez vu, à coup sûr, une locomotive traînant des wagons et vous avez admiré combien elle est **forte** et **rapide**. Mais, si perfectionnée qu'elle soit, il lui faut un **mécanicien** pour la conduire et un chauffeur qui lui **fournit** le charbon, origine de sa force.

De temps en temps, elle doit passer à l'atelier où des ouvriers la **réparent**. Après ces réparations, elle est restée de même taille et de même puissance, car elle a été faite d'une certaine grosseur, pour traîner un certain nombre de wagons, et, jusqu'à ce qu'elle soit de la ferraille, **elle restera ce qu'elle est**.

Que diriez-vous d'une machine qui se **conduirait** toute seule, s'**alimenterait** toute seule, se **réparerait** toute seule, **grandirait** d'elle-même de taille et de force? Vous penseriez que c'est une **machine merveilleuse**, et vous voudriez la connaître.

Eh bien! cette machine existe. **C'est votre corps**. Comme la locomotive, il se transporte d'un lieu à un autre, il porte ou il traîne des fardeaux. Comme elle, il a besoin de charbon pour alimenter la force qu'il dépense sans cesse. Mais, de plus, il est lui-même son **propre chauffeur**, son **mécanicien**, son **réparateur**. Il sait **croître** et **grandir**. Un enfant est, aujourd'hui, plus fort que l'an passé. Dans un an, il sera encore plus robuste qu'aujourd'hui. Son corps, de lui-même, se sera accru.

N'est-il pas vrai qu'une machine aussi parfaite doit être bien soignée. Combien nous serions imprudents de la **malmener**, de la **maltraiter**, de l'**endommager**!

L'**hygiène** nous apprend à soigner notre corps. C'est donc une science extrêmement importante, puisque, grâce à elle, nous pouvons vivre longtemps et éviter les maladies.

2e LEÇON

Comment grandit et se répare la machine humaine.

Si vous jetez les yeux sur un **mur**, vous voyez tout de suite de quels matériaux il est construit : **pierres de taille, moellons** ou **briques**.

Notre **corps** est aussi composé de **matériaux**. Mais il ne se construit pas, il ne se répare pas comme un mur. Ici, le maçon prend ses briques et ses pierres et les ajuste **du dehors**. On le voit travailler. Rien de pareil pour notre corps. Il grandit et se répare du **dedans**, de façon **invisible**. Et c'est si vrai que nous ne pouvons guère apprécier l'accroissement d'un tout jeune bébé qu'en le pesant.

Le maçon de notre corps, lui aussi, est **invisible**. Il existe pourtant. Nous savons que c'est le **sang**. Il circule, pénètre dans toutes les parties de notre corps, y **charriant** les **matériaux** de construction et de réparation, les portant là où il est besoin, **enlevant** les débris **usés** qui seront rejetés au dehors.

Les matériaux, il les trouve dans nos aliments. Mais comme notre chair, nos os, nos cheveux, etc., ne sont ni du pain, ni des légumes, on comprend que nos aliments doivent être modifiés de telle façon que l'**utile** soit mis à part et l'**inutile**, rejeté. Ce travail très important que nous connaissons en gros sous le nom de **digestion,** sera étudié plus loin.

3e LEÇON

Comment se chauffe la machine humaine.

La machine humaine, comme toutes les machines, se chauffe **en brûlant du charbon**.

Et **où le trouve-t-elle?** Dans nos **aliments**, qui presque tous en contiennent. Avez-vous vu du **pain brûlé**? La surface noire n'est que du charbon. Le **sucre**, si blanc, est lui-même fort riche en charbon.

Quel est le chauffeur qui transporte le charbon? C'est encore le **sang** qui va partout. Aussi étudierons-nous comment il circule.

Et **d'où vient l'air** qui brûle ce charbon? Car, nous savons que l'**air**, ou plutôt l'**oxygène** qui se trouve dans l'air, est indispensable à la combustion du charbon. L'air pénètre en nous par le nez ou la bouche, quand nous **respirons**, et c'est encore le sang qui l'entraîne partout avec le charbon.

Et où est le **foyer** où se fait la combustion du charbon avec l'oxygène? Nous connaissons les foyers des cheminées, des poêles, des locomotives. A cet égard, notre corps est bien plus parfait que les meilleurs foyers, car ce n'est pas un foyer qu'il contient, mais des **milliards**. C'est dans toutes les parties du corps que se brûle le charbon.

4e LEÇON

Comment se produit la force dans la machine humaine.

Le charbon qui brûle dans le foyer d'une locomotive **l'échauffe**, mais il produit aussi, avons-nous dit, la **force** qui permet à la locomotive de se mouvoir, et, avec elle, le train tout entier.

Dans notre corps, le charbon en brûlant donne aussi de la force. C'est grâce à cette force que nous pouvons marcher, courir, porter des fardeaux, travailler, etc. Mettez la main gauche sur votre bras droit étendu et pliez-le comme si vous souleviez un lourd fardeau. Vous sentirez grossir sous votre main une masse de chair. C'est un muscle de votre bras qui se resserre,

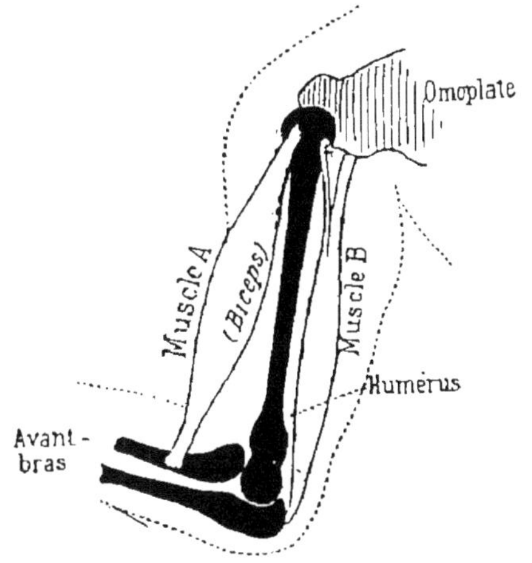

Fig. 1. — Le muscle A grossit, se contracte et rapproche l'avant-bras de l'épaule.

se contracte, rapproche les os de l'avant-bras de ceux de l'épaule. C'est la combustion du charbon qui lui donne la force qu'il déploie.

Il en va de même pour tous les muscles de notre corps.

5e LEÇON

Comment se gouverne la machine humaine.

Une machine, à la fois aussi compliquée et aussi parfaite, doit être difficile à gouverner.

Il semble, au contraire, que rien n'est plus simple.

Le **cerveau** conduit tout cet ensemble avec la plus grande sûreté, le plus souvent, sans que nous nous en doutions.

Pour commander aux diverses parties du corps, il dispose d'un véritable **réseau télégraphique**. Ce sont nos **nerfs**, en nombre incalculable, qui transmettent les ordres du cerveau et le renseignent sur tout ce qu'il a intérêt à savoir.

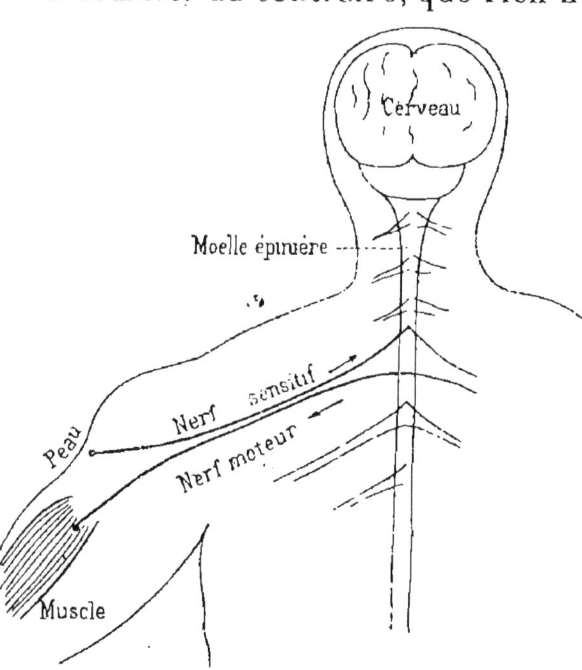

Fig. 2. — Le nerf sensitif renseigne le cerveau, le nerf moteur transmet ses ordres.

Voici, n'est-ce pas, une très belle organisation? Il sera intéressant de la **connaître**. Il faudra, surtout, **s'abstenir** de tout ce qui pourrait la détériorer ou la détruire.

Ce qui précède nous montre qu'il est utile d'étudier :
Les aliments et la digestion;
La circulation;
La respiration;
La chaleur animale ainsi que les vêtements et l'habitation qui la conservent;
Les muscles et les os qui servent aux mouvements;
Le cerveau et les nerfs qui gouvernent tout l'ensemble.

6e LEÇON

Les aliments.

Notre corps, pour se réparer, pour grandir, pour entretenir sa chaleur et pouvoir dépenser de la force a besoin de s'**alimenter.**

La sensation de ce besoin est la **faim**.

Dans l'enfance et l'adolescence où le corps s'accroît; après une maladie qui nécessite des réparations importantes; l'hiver, quand la combustion interne doit être active; à la suite d'un travail fatigant qui a dépensé beaucoup de force, **la faim est plus impérieuse qu'en d'autres circonstances.**

Les aliments doivent contenir toutes les substances qui forment notre corps. Ces substances ne sont pas fort nombreuses : une dizaine environ.

La plus importante est l'**azote**. Puis viennent le **carbone** ou **charbon pur**, l'**oxygène** et l'**hydrogène**. Ensuite un peu de **chlore** et de **soufre**; du **phosphore**, de la **chaux**, de la **magnésie** dans nos os; gros de **fer** comme un clou dans notre sang, et c'est tout.

Les aliments qui renferment de l'azote sont appelés **albuminoïdes**, ce qui veut dire qu'ils ressemblent au **blanc** d'œuf ou **albumine**. L'**albumine** de l'œuf, la **fibrine** de la viande, la **caséine** ou fromage blanc du lait, la **légumine** des pois, haricots ou lentilles, le **gluten** du blé sont des albuminoïdes, c'est-à-dire des substances riches en **azote**.

La **fécule** (pommes de terre, graines, etc.); le **sucre** (sucre de betterave, de canne, de lait, de raisin, de fruits); les **graisses** (saindoux, beurre, huile) sont riches en **carbone**.

Nos aliments ordinaires (pain, viande, légumes, etc.) contiennent en outre les autres corps (phosphore, fer, etc.), cités plus haut. Le sel de cuisine nous donne le chlore dont nous avons besoin.

Certains aliments, le lait, les œufs, par exemple, sont **complets**. Ils suffiraient, à la rigueur, à notre alimentation, comme ils suffisent à la nourriture des jeunes animaux.

7e ET 8e LEÇONS

Comment choisir nos aliments.

Nous avons vu plus haut que le choix est grand entre les aliments azotés, et qu'il ne l'est pas moins entre les aliments riches en carbone.

On pourra donc, dans beaucoup de cas, **substituer un aliment à un autre.**

Pour que ces remplacements soient avantageux, il faudra envisager :

1° Le prix des aliments;
2° Leur facilité à être digérés;
3° Le plaisir que l'on éprouve à les consommer;
4° La variété nécessaire dans l'alimentation;
5° La valeur alimentaire des substances considérées.

Prix. — Le prix des aliments est très variable d'un lieu à un autre, et c'est ce qui rend les substitutions souvent avantageuses. Ainsi, dans le Midi, l'**huile** remplace le **beurre** ou la **graisse**. De même, il est bon de savoir que des **poids égaux** de viande, de fromage, de pois, de haricots, de lentilles, nourrissent **à peu près également**.

Facilité de digestion. — Tous les aliments, même équivalents, ne se digèrent pas aussi facilement. Ainsi, le blanc d'œuf **cru** se digère beaucoup mieux que le blanc **cuit**. Les **légumes** séjournent dans l'estomac plus longtemps que la **viande**. Or, un aliment qui nécessite un travail sérieux de l'estomac ne peut fournir au corps autant de force que s'il avait été digéré facilement.

Plaisir de la table. — En général, manger, c'est-à-dire satisfaire la faim, est un plaisir. Ce n'est pas un plaisir **condamnable**, et il est très permis, entre deux aliments équivalents, de choisir, si on le peut, le plus agréable au goût. Ce choix est même utile, car la digestion d'un aliment aimé s'opère mieux que celle d'un aliment pour lequel on éprouve de la répugnance.

Cependant, on doit s'habituer de bonne heure à essayer de vaincre cette répulsion, car il est très important que nos aliments soient variés. Souvent même cette répugnance est pure affaire d'imagination. Combien d'enfants et d'adultes déclarent ne pas aimer une chose qu'ils n'ont jamais goûtée ! On ne peut être plus déraisonnable.

Le plaisir de la table, permis et utile le plus souvent, cesse de l'être quand il conduit à la gourmandise. Le gourmand ne jouit jamais d'une bonne santé. Il est condamné presque fatalement à l'obésité, au rhumatisme, à la goutte. Des infirmités et des maladies très douloureuses le punissent cruellement de son vice.

Pour échapper à l'obésité, véritable maladie, il est bon de se **peser** souvent. En cas d'**augmentation anormale** de poids, il est prudent de modérer l'abondance de ses repas. Par contre, une **diminution anormale** est toujours un indice grave de troubles dans la santé. Dès qu'elle est constatée, il est nécessaire de se faire examiner par un médecin.

Variété dans les repas. — Cette variété, agréable souvent, est utile parce qu'elle donne plus sûrement à notre corps tous les matériaux dont il a besoin.

9e LEÇON

Valeur nutritive de quelques aliments.

Le graphique de la page suivante permettra à une ménagère soigneuse et économe de substituer certains aliments à d'autres plus coûteux, tout en maintenant au repas sa valeur nutritive.

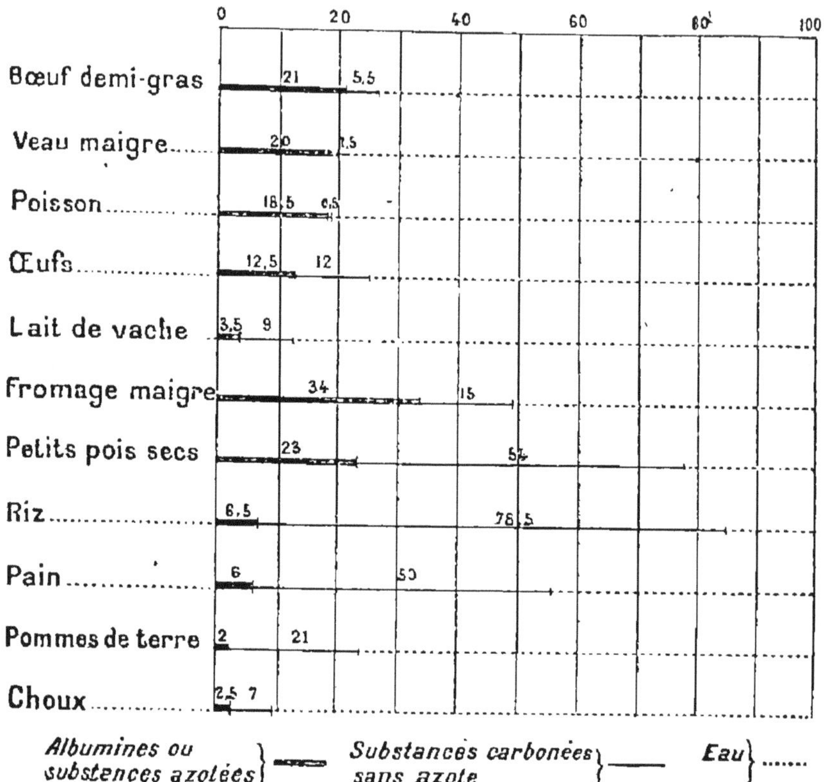

Elle trouvera un autre guide dans le tableau suivant qui donne la **ration journalière** du soldat français. Cette ration convient à un ouvrier ou à un agriculteur.

Pain.	1 kilogramme.
Viande désossée.	180 grammes.
ou viande brute	300 —
Légumes frais.	100 —
— secs (haricots, lentilles, pois ou riz)	30 —
Sucre.	5 —
Café	5 —

D'autre part, voici la ration quotidienne recommandée pour un adulte **qui travaille**, par le *Guide populaire d'hygiène de l'Office sanitaire allemand*.

Pain.	600 grammes.
Lait écrémé.	500 —
Pommes de terre.	400 —
Bœuf maigre	150 —
Pois.	150 —

Riz . . . . 40 grammes.
Saindoux ou beurre . . . . 35 —
Fromage maigre. . . . . 20 —

Le prix de cette ration, en Allemagne, ne dépasse guère 0 fr. 75. En France, il irait aux environs de 1 franc.

10e LEÇON

Sucre. — Dans les deux tableaux reproduits plus haut, le **sucre** ne figure point ou figure en trop petite quantité. C'est un excellent aliment carboné. Il serait fort désirable que sa consommation s'accrût en France. La récente diminution de son prix en fait un aliment à bon marché.

Conservation des aliments. — Les substances dont nous nous alimentons ont une fâcheuse tendance à se gâter. Ainsi, le lait et le bouillon **aigrissent**, la viande se **putréfie**, le pain **moisit**, le beurre **rancit**, etc. Ces transformations, qui rendent vite un aliment dangereux pour la santé, sont toujours dues à la pullulation de microbes au sein de la substance alimentaire.

Il est très important de ne pas manger des aliments gâtés. Par suite, il faut **choisir soigneusement** les substances destinées à être consommées et **rejeter rigoureusement** toutes celles dont l'aspect, l'odeur ou la saveur seraient suspects.

Cuisson. — Beaucoup de nos aliments sont mangés **cuits**. La cuisson tue les germes de maladie qu'ils pourraient contenir. En outre, elle les rend, le plus souvent, de digestion facile.

11e LEÇON

Digestion.

Pour être charriée dans tout le corps par le sang, il faut que la partie utile de nos aliments devienne **liquide comme le sang**.

Mastication. — Cette transformation commence à s'opérer dans la bouche. Observons ce qui se passe quand nous mâchons. Les **lèvres** se ferment en avant et transforment la bouche en une cavité close. Les **dents** se rapprochent, puis s'éloignent et recommencent indéfiniment ce mouvement qui **broie** l'aliment. Des **glandes,** en forme de grappes de raisin, versent constamment dans la bouche de la **salive** qui imprègne les aliments. La **langue** va partout, ramenant incessamment sous les dents les substances broyées et humectées. De sorte que, si la mastication est poussée assez loin, la bouche ne renferme bientôt plus que des substances assez fluides. C'est ce dont on se rend compte avec un peu d'attention.

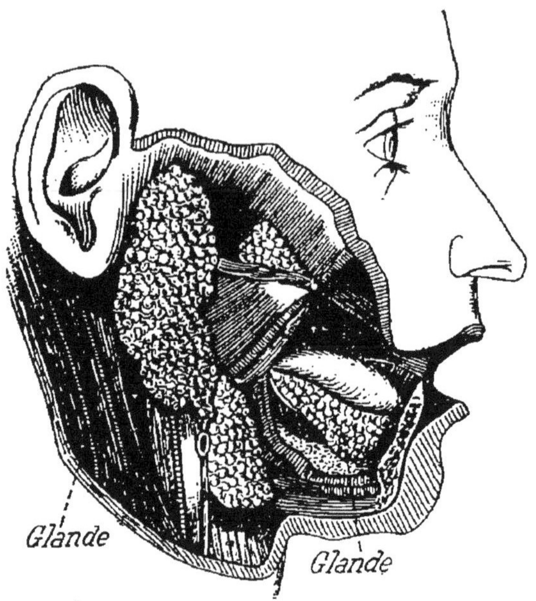

Fig. 3. — Glandes salivaires.

Mais ce qu'on ne sent pas, c'est **un travail chimique pourtant très important**. La salive n'est pas un liquide comme de l'eau. Elle agit sur certains aliments, l'**amidon** du pain, la fécule de pommes de terre, etc., et les transforme en sucre, substance très facile à digérer.

Il est donc indispensable de bien mâcher et longtemps :

1° Pour bien **triturer** les aliments et diminuer le travail mécanique de notre estomac ; 2° Pour **insaliver** nos aliments et mener à bonne fin une transformation chimique qui ne se fait bien que dans la bouche.

Celui qui mâche mal et mange vite n'a pas de plus grand ennemi que lui-même. Beaucoup de maladies d'estomac, longues, douloureuses, dangereuses, n'ont pas d'autres causes que l'habitude de manger trop vite.

Manger lentement est une habitude que l'on peut prendre à tout âge ; il suffit de se surveiller pendant quelques mois. En tout cas, il est nécessaire de la faire contracter aux enfants.

12e LEÇON

Digestion (*suite*).

Digestion stomacale. — La digestion de nos aliments, dès qu'ils sont dans l'estomac, échappe à notre volonté. Nous pouvions manger vite ou lentement, nous avions toute autorité sur les muscles de nos mâchoires, sur notre langue; notre volonté n'agit pas sur les muscles de l'estomac qui se contractent d'eux-mêmes, au mieux de nos intérêts, pour mêler aux aliments le **suc gastrique** que sécrètent les parois intérieures de l'estomac.

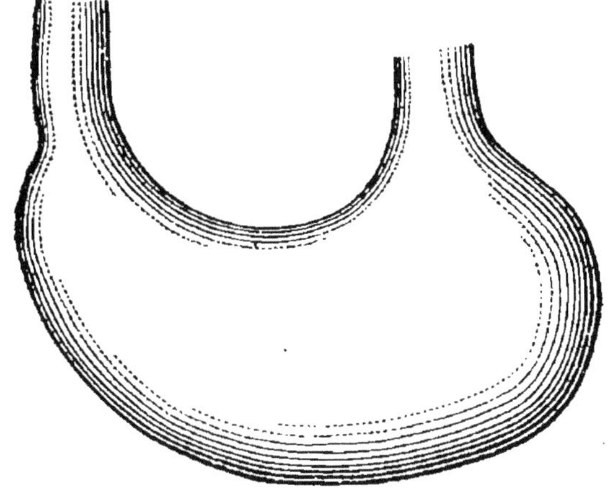

Fig. 4. — Estomac normal.

Cependant, nous pouvons rendre la besogne de l'estomac **difficile**. Quelques-uns mêmes sont assez leurs propres ennemis pour rendre **impossible** le travail de cet organe.

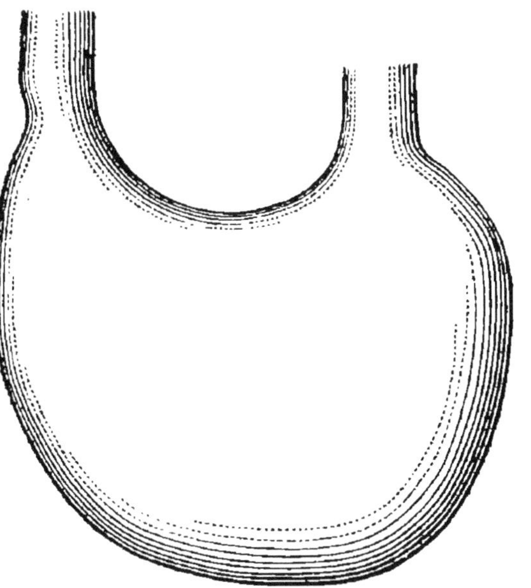

Fig. 5. — Estomac dilaté.

L'estomac se trouve mal et même très mal :

1° De la présence d'aliments **mal préparés** par les dents, la langue et la salive, nous venons de le dire;

2° De la présence d'une **trop grande quantité** d'aliments. Dans ce cas, après avoir travaillé, sentant qu'il ne peut mener à bien la besogne qu'on lui a donnée, il se débarrasse de son contenu par des vomissements;

3° De la présence de **trop de liquide**. Le suc gastrique, délayé, n'a plus assez d'action sur les aliments et la digestion languit. Des fermentations se produisent et donnent des gaz qui **distendent** l'estomac. Peu à peu, cet organe perd sa propriété de se contracter, et le malade souffre d'une **dilatation d'estomac** (fig. 5);

4° De la présence de **liquides riches en alcool**. Ce point sera développé plus loin;

5° De troubles dans la circulation du sang, dus à une vive émotion, à un bain pris avant que la digestion stomacale soit opérée. C'est pourquoi on recommande de ne se baigner que trois heures après avoir mangé.

13e LEÇON

Digestion (*suite*).

Digestion intestinale. — Dès que l'estomac a fait son office, il s'ouvre, et son contenu, **beaucoup plus liquide** qu'il n'était à la sortie de la bouche, s'écoule dans l'intestin. Là s'opèrent encore des transformations fort importantes, sur lesquelles notre volonté continue à ne pas avoir d'action.

Il est à remarquer que ces opérations stomacales et intestinales dont nous n'avons guère conscience, qui se font seules, sont très compliquées et s'exécutent cependant avec une sûreté merveilleuse; alors que les seules qui dépendent de nous, choix de nos aliments et de nos boissons, quantités mangées, façon de manger, sont souvent médiocrement conduites par notre volonté. **Nous sommes très souvent déraisonnables**, et si la maladie vient nous en punir, c'est notre pure faute, car tout est combiné en nous et fonctionne pour que la santé soit notre état habituel. Le plus souvent nous sommes malades parce que nous avons voulu l'être.

Les dents. — On a vu plus haut l'usage et l'utilité des dents. Il faut donc faire en sorte de les conserver.

Une bouche privée de dents est toujours vilaine à voir et elle laisse trop à faire à l'estomac. En outre, on ne perd pas ses dents sans de vives souffrances qui gâtent de nombreuses années de l'existence.

Il est en général facile de soigner ses dents et de les conserver. Pour cela il faut :

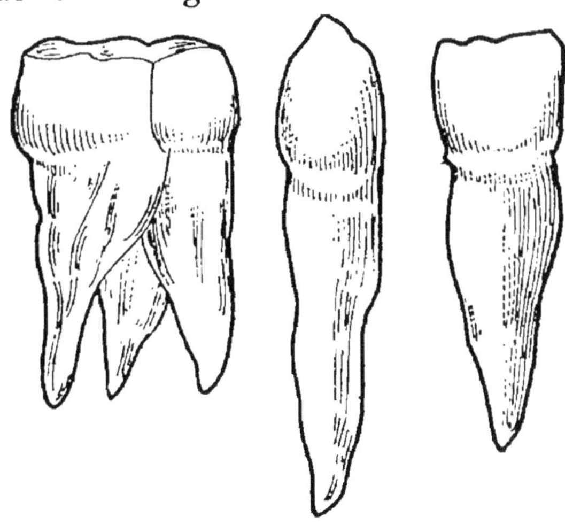

Fig. 6. — Trois sortes de dents : molaires, canines, incisives.

1° S'abstenir de leur donner à casser des objets durs : amandes, noix, noisettes, etc. La partie superficielle ou **émail**, très dure, se fendille et s'écaille. Des microbes pénètrent alors dans la dent, y pullulent et en gâtent l'intérieur qui se **carie** ;

2° Nettoyer les dents, **soir et matin**, et **après chaque repas**, en les brossant avec une brosse spéciale passée sur une pâte dentifrice, sur du savon de Marseille, sur du charbon pilé ou sur de la magnésie en poudre. Ces soins sont très peu coûteux, et **il faut absolument en prendre l'habitude** ;

3° Aller chez un bon dentiste dès qu'une dent paraît en mauvais état.

14e LEÇON

Alimentation du nouveau-né.

Les nouveau-nés n'ont pas de dents. La nature veut donc qu'ils se nourrissent de liquide. Ce liquide est le lait. **Le lait de la mère est de beaucoup le meilleur pour l'enfant**. Si l'on est absolument forcé de donner d'autre lait à l'enfant, il convient de prendre de sérieuses précautions. Le lait, en effet, fermente rapidement, surtout en été. L'emploi d'un lait aigri ou d'aliments autres que le lait occasionne souvent chez les tout jeunes enfants une inflammation de l'intestin qui se traduit par une **diarrhée de couleur verte.** On prévient cette terrible maladie qui tue un très grand nombre d'enfants que leur mère ne nourrit pas, surtout dans les mois d'été où les fermentations sont actives :

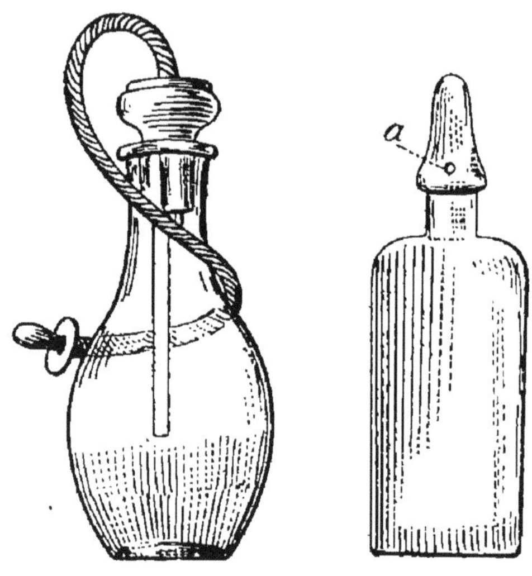

Fig. 7. — Biberon à proscrire.

Fig. 8. — Biberon recommandé.

1° En stérilisant le lait par une ébullition assez prolongée ;

2° En proscrivant le biberon à tube qu'il est presque impossible de bien nettoyer ;

3° En nettoyant **à fond** les flacons et les tétines ;

4° En donnant à l'enfant des repas suffisants, séparés par des intervalles réguliers.

Il est nécessaire de souvent peser les nourrissons durant la première année. On constate ainsi, bien mieux que par leurs cris ou leur mine, leur véritable état de santé.

Voici quels sont les **accroissements moyens** de poids d'un enfant pendant sa première année.

	1er MOIS	2e MOIS	3e MOIS	4e MOIS	5e MOIS	6e MOIS	7e MOIS	8e MOIS	9e MOIS	10e MOIS	11e MOIS	12e MOIS
Augmentation *mensuelle* en grammes.	750	700	650	600	550	500	450	400	350	300	250	200
Augmentation *quotidienne* en grammes.	25	23	22	20	18	17	15	13	12	10	8	6

Ce n'est que lors de l'apparition des dents qu'il est possible de donner à l'enfant quelques panades cuites et passées au tamis. Les œufs très peu cuits ne leur conviennent guère qu'après une année révolue.

15e LEÇON

Boissons.

Lait. — Nous venons de voir que le lait est la boisson et même l'unique nourriture du premier âge. C'est encore une boisson et une nourriture excellentes **à tous les âges de la vie.** Les médecins conseillent le lait dans nombre de maladies, surtout dans celles qui affectent le tube digestif.

Eau. — Notre corps est formé d'eau pour **plus des deux tiers**. Chaque jour, nous perdons deux litres d'eau. On comprend facilement que le **jeûne d'eau** soit extrêmement pénible et ne puisse durer plus de vingt-quatre heures, alors qu'on a vu des jeûneurs s'abstenir d'aliments solides pendant tout un mois.

Eau potable. — L'eau dissout facilement beaucoup de substances, et nous utilisons cette propriété pour nous nettoyer ainsi que nos vêtements. En outre, elle est souvent habitée par des germes qui ne demandent qu'à se développer. Ainsi, il est à peu près certain que le microbe de la fièvre typhoïde est véhiculé par l'eau. Toutes les fois qu'une ville, Paris, par exemple, distribue de l'eau pure à ses habitants, la fièvre typhoïde diminue **jusqu'à presque s'éteindre.**

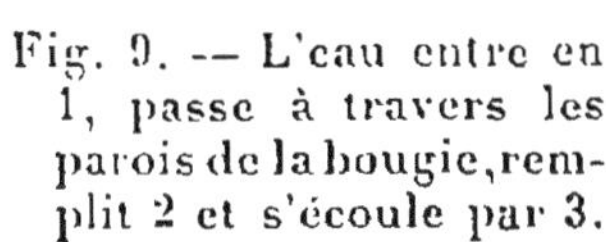

Fig. 9. — L'eau entre en 1, passe à travers les parois de la bougie, remplit 2 et s'écoule par 3.

Il est donc indispensable que nous ne consommions que de l'eau potable. L'eau de source, purifiée par le filtrage dans le sol, est presque toujours potable. A la campagne, celle des puits préservés de l'introduction des eaux de surface, éloignés des fumiers, des mares à purin, est aussi potable, en général. En ville, l'eau des puits est toujours suspecte.

Les eaux suspectes doivent être purifiées :

1° Ou par l'**ébullition**, le meilleur moyen, le plus sûr;

2° Ou par le **filtrage**. Les filtres en porcelaine sont les meilleurs, mais ils doivent être souvent nettoyés. Il n'est pas sage de se fier aux filtres à charbon ou à sable.

16e LEÇON

Boissons (*suite*).

Vin. — Le vin est une boisson agréable, stimulante et qui, à dose modérée, mérite le nom de boisson hygiénique.

Les enfants doivent s'abstenir de vin.

Bière. — La bière, moins riche en alcool que le vin, peut être consommée en plus grande quantité.

Cidre. — C'est une boisson piquante et rafraîchissante, intermédiaire, comme richesse alcoolique, entre la bière et le vin.

Thé et café. — Le thé et le café sont excitants, et, à ce titre, ne conviennent pas aux enfants, qu'ils agitent et dont ils troublent le sommeil.

Le thé **léger** est une excellente boisson, qui permet de consommer sans danger des eaux suspectes.

Chocolat. — A l'eau ou surtout au lait, il constitue une excellente boisson, très réconfortante, malheureusement chère en France.

Alcools [1]. — On donne ce nom à des liquides provenant de la **distillation** et qui ne se consomment que mélangés d'eau dans la proportion de 35 à 55 p. 100 d'alcool pur pour 65 à 45 p. 100 d'eau.

Leur saveur, quand elle n'est pas masquée par du sucre, est brûlante. Le premier verre que l'on boit cause

1. Voir *Livret antialcoolique* de J. Baudrillard, chez Ch. Delagrave; 135e mille.
Voir aussi *Histoire d'une bouteille*, même auteur, même éditeur; 50e mille.

une sensation très désagréable, due à la congestion de **la muqueuse de la bouche**.

Les alcools congestionnent également l'**estomac** et détériorent peu à peu toutes les parties de l'appareil digestif, surtout l'**estomac** et le **foie**.

Ils détraquent le système nerveux, **immédiatement** dans l'ivresse, ou **lentement** quand on les consomme habituellement. Aussi peuplent-ils les prisons et les asiles d'aliénés; aussi les alcooliques n'ont-ils trop souvent que des enfants affaiblis ou dégénérés.

Il est rare que l'alcoolique meure directement de son mal. Le plus souvent, bien avant que son organisme ait été assez détraqué pour lui rendre la vie impossible, il est enlevé par une maladie qui, en d'autres cas, serait bénigne, la pneumonie ou la grippe, par exemple.

En affaiblissant l'individu, l'alcool le prédispose aux maladies, à une terrible surtout, la **tuberculose**. Plus de 60 p. 100 des tuberculeux sont alcooliques.

L'humanité n'a pas d'ennemi plus terrible que l'alcool. Tous les individus, toutes les familles, toutes les races qui en consomment habituellement entrent vite en décadence.

L'avenir est aux peuples, aux familles, aux individus sobres.

17e LEÇON

La circulation et la respiration.

Circulation. — Le sang est porté dans tout notre corps par un nombre énorme de petits et gros **tuyaux**, appelés **vaisseaux**. Il n'existe pas un point de notre peau sous lequel ne passent quelques-uns de ces vaisseaux. De telle sorte qu'une aiguille, si fine soit-elle, avec laquelle nous nous piquons, en déchire au passage des centaines.

Le sang est chassé dans tous ces vaisseaux par le **cœur**, organe gros comme le poing, musculeux, qui possède une très grande force de contraction.

Respiration. — Au fond de notre bouche aboutit un gros tube, la **trachée-artère**, qui descend le long de notre gorge, où la main peut très bien la palper. La trachée-artère se divise en **deux bronches**, puis celles-ci en tubes de plus en plus fins. **On dirait un arbre renversé dont les branches seraient creuses.** A l'extrémité de chaque petite branche se trouve un **sac** communiquant avec l'extérieur, puisque chaque branche de l'arbre est un tube creux. L'en-

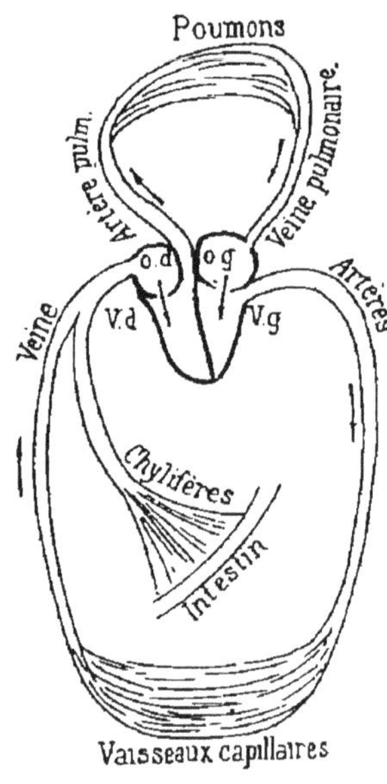

Fig. 10. — Figure théorique de la circulation.

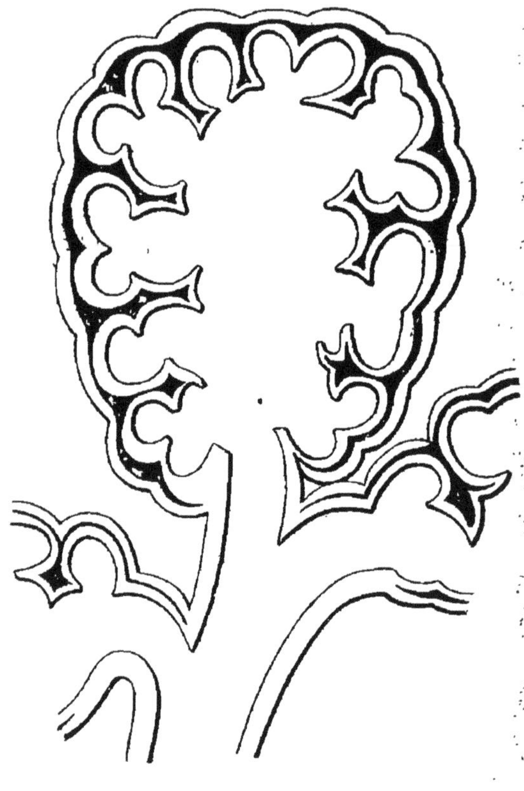

Fig. 11. — Sac pulmonaire coupé (très grossi).

semble des sacs forme un **poumon**. Nous possédons deux poumons entre lesquels se trouve le cœur.

Observons-nous respirer. Les côtes se relèvent, la cage où se trouvent les poumons s'agrandit, ceux-ci se remplissent d'air que la pression atmosphérique y refoule. Or, chaque petit sac pulmonaire est tapissé de tout petits vaisseaux sanguins. A travers la paroi de ces vaisseaux, l'oxygène de l'air va vers le sang, et l'acide carbonique du sang vient dans le sac. Puis les côtes s'abaissent, la cage se rapetisse, les poumons sont comprimés, le gaz qu'ils renferment est rejeté.

Ce n'est plus de l'air.

C'est un gaz **moins riche** en oxygène, **plus riche** en

acide carbonique que l'air normal. Si on le respire une nouvelle fois, on ne mourra pas pour cela, mais, **appauvri en oxygène**, il donnera moins d'oxygène au sang et la santé ne s'en trouvera pas bien.

Que fait le sang de l'oxygène qu'il prend dans les poumons?

Souvenons-nous qu'il a récolté du charbon qui a filtré à travers la paroi de l'intestin. Il charrie donc, dans tout le corps, côte à côte, charbon et oxygène, et, **dans toutes les parties du corps,** l'oxygène brûle le charbon, sans flamme, bien entendu, mais en produisant, comme dans la locomotive où il y a de la flamme, **force** et **chaleur.**

Cette force, nous la dépensons constamment.

Quant à la chaleur, elle suffit à maintenir notre corps à 37° en toute saison. Il en reste qui se perd au dehors par rayonnement, et c'est pour diminuer ce rayonnement que nous nous habillons.

Toujours comme dans un foyer de locomotive, la combustion du charbon par l'oxygène donne de l'acide carbonique, que le sang apporte au poumon où il s'en débarrasse comme nous avons vu.

Donc les poumons :

1° **amènent au sang l'oxygène.**

2° **enlèvent au sang l'acide carbonique.**

18e LEÇON

La respiration (*suite*).

On comprend maintenant :

1° **La nécessité de respirer profondément**. Puisque la partie essentielle du poumon est le **sac pulmonaire,** il faut remplir d'air **tous** ces sacs. A quoi servirait-il d'en avoir des milliers si la moitié ou les deux tiers seulement fonctionnent habituellement?

Comment pourrait se ravitailler en oxygène et se débarrasser de son acide carbonique le sang qui circulerait autour de sacs **flasques** qu'une respiration incomplète n'aurait pas gonflés?

Or, nous respirons souvent de façon incomplète. Ce n'est guère que le **rire**, le **bâillement** ou l'**essoufflement** résultant d'un effort considérable qui nous obligent à bien utiliser **tous** nos sacs pulmonaires. Et comme nous ne pouvons toujours rire, bâiller ou nous essouffler, prenons l'habitude de respirer complètement, **à pleins poumons.**

En même temps, comme nos poumons seront toujours balayés d'air pur, il ne séjournera rien en eux qui soit de nature à les attaquer. Nous reviendrons plus loin sur ce point.

2° **La nécessité de respirer par le nez.** — Les sacs pulmonaires et les conduits qui leur amènent l'air sont très petits et très délicats. Des poussières pourraient les obstruer ou les blesser. Or, l'air est souvent très riche en poussières. En passant par le nez, organe très sinueux, l'air se dépouille de ces poussières et des microbes qu'elles charrient. En outre, il s'échauffe et ne risque pas de refroidir brusquement les poumons, ce qui peut amener des rhumes, des bronchites ou des congestions.

3° **La nécessité de respirer de l'air pur.** — C'est là, peut-être, la **règle essentielle de l'hygiène.** Comment peut-on espérer se maintenir en bonne santé quand on respire souvent un air déjà respiré? L'homme vit, non seulement, **dans l'air**, mais il **vit d'air** autant que d'aliments solides ou liquides. Il doit donc donner à ses poumons un air aussi pur que possible.

Nous examinerons dans la leçon suivante les infractions à cette règle.

19e LEÇON

Nécessité de respirer de l'air pur.

1° Nous passons presque la moitié de notre vie dans une chambre à coucher hermétiquement close. D'heure en heure, l'air se vicie, ce qu'indique bien l'odeur caractéristique qu'il acquiert. Aussi le matin, nous levons-nous plus ou moins étourdis par un début d'asphyxie.

Nous croyons **faussement** et **sottement** que l'air de la nuit, au dehors, est mauvais parce qu'il est froid et humide. Or, les médecins le font respirer sans danger par les pauvres poumons des phtisiques, si fatigués par la toux et la maladie. Les Anglais, dont le climat est humide, couchent presque tous les fenêtres ouvertes et s'en trouvent fort bien. Faut-il rappeler que la santé du bétail qui couche aux champs, respire l'air chargé des brouillards des prairies, est meilleure que celle du bétail qui vit à l'étable?

Prenons donc l'habitude d'aérer **de nuit** notre chambre à coucher, soit en **entre-bâillant la fenêtre à l'anglaise**, soit en **ouvrant largement les fenêtres** d'une pièce communiquant, par une porte ouverte, avec notre chambre à coucher.

2° Le jour, trop souvent, nous n'aérons pas suffisamment la pièce où nous nous trouvons. C'est le vent, ou c'est le froid, ou c'est la chaleur, ou c'est l'humidité qui s'y opposent. Toutes ces raisons sont mauvaises; rien n'est aussi néfaste à notre santé qu'un air vicié.

3° Il n'est pas toujours facile de s'abstenir d'aller au **bal**, au **théâtre**, en **soirée**, dans une **réunion publique**. Mais il faut savoir à quel régime on met ses poumons et son organisme en y allant. Du reste, quand on en sort, on éprouve souvent une migraine, un violent mal de tête, qui indiquent à quel point le séjour dans un air vicié nous a été préjudiciable.

4° Enfin, quoi que nous fassions, l'air du dehors vaudra toujours mieux que l'air de nos maisons. C'est pourquoi il faudra saisir toutes les occasions compatibles avec le travail quotidien pour **sortir** et se **promener**.

Les ouvriers sages des villes le savent bien, et on les voit, le dimanche et les jours de fête, conduire leurs familles à la campagne, dans les bois de préférence. On part dès que le ménage est fait. On emporte des provisions, et parents et enfants passent une excellente journée au grand air [1].

Mais que penser de l'ouvrier peu sérieux qui passe son dimanche au cabaret et qui condamne sa famille à ne

1. C'est encore ce besoin d'air pur qui pousse, l'été, tant de familles au bord de la mer ou à la montagne.

jamais connaître l'ivresse de respirer un air pur ni le bonheur de quitter, tout un jour, un logement, une rue, une ville dont l'air est mal odorant et vicié.

L'air et les nourrissons. — Bien que les nourrissons soient très sujets aux refroidissements, il convient de leur faire respirer de l'air pur et frais. On les sortira donc chaque jour, en plein air, dès les premières semaines, sauf en cas de froid intense ou de vent trop violent. **En tout cas, l'air de leur chambre sera constamment renouvelé.**

20e LEÇON

La peau.

La peau constitue un **troisième poumon**. Par elle, nous absorbons de l'oxygène et nous éliminons de l'acide carbonique.

En outre, certaines glandes qu'elle contient sécrètent la **sueur**, qui enlève au sang des déchets et des substances nuisibles. Chacune de ces glandes s'ouvre à la surface de la peau par un petit trou appelé **pore**.

Pour que la peau remplisse ces fonctions importantes, il faut qu'elle soit nette et propre, d'où la nécessité des lavages et des ablutions.

Il est indispensable de se laver quotidiennement la figure, les mains et les pieds. Mais cela n'est pas suffisant. Si l'on veut que la peau fonctionne normalement, il convient de se laver le **corps entier**, sinon chaque matin, du moins à de très brefs intervalles.

Cette habitude, d'ailleurs, se contracte facilement.

Le mieux est de se procurer un grand bassin en zinc appelé **tub** (prononcer teube), et une grosse éponge d'où l'on exprime l'eau sur les épaules. L'opération, y compris l'essuyage à la serviette, dure **quelques minutes à peine.**

Un **tub** coûte 6 à 7 francs et dispense de prendre des bains, ce qui permet d'en récupérer vite le prix. Il se suspend au mur et ne tient aucune place.

Les **bains tièdes** sont agréables et calmants. Ils nettoient la peau parfaitement, en raison du temps qu'on y séjourne.

Les **bains froids** en rivière ou en mer, surtout si le baigneur se donne du mouvement et quitte l'eau au premier frisson, sont recommandables.

Chevelure. — La peau de la tête, parce qu'elle est recouverte de cheveux, demande des soins particuliers. Elle doit toujours être propre, nette et débarrassée des **pellicules** qui tendent à se produire. Les cheveux seront soigneusement démêlés et non moins soigneusement préservés de toute teinture qui en altère la résistance et peut être vénéneuse. S'ils sont trop secs, on les rend souples par des pommades ou des huiles.

L'habitude de coucher nu-tête est **excellente**. On la contracte facilement.

La propreté des nouveau-nés. — Les nourrissons doivent être tenus rigoureusement et minutieusement propres. Ils doivent être baignés chaque jour. Les cheveux seront lavés. Dès que les langes auront été souillés, il conviendra de les changer.

21e LEÇON

Les vêtements.

La combustion du carbone et de l'oxygène dans tous les tissus de notre corps crée de la force et de la chaleur. Cette chaleur se maintient à peu près à **37° centigrades**. Or, chacun sait que, sous nos climats, la température est toujours inférieure, et même très inférieure à 37°. A Paris, le thermomètre descend quelquefois à 20° au-dessous de 0°. Il monte rarement à 32 ou 33°. Nous sommes donc constamment plongés dans un air beaucoup plus froid que notre corps. Aussi, l'homme des régions tempérées, dès qu'il l'a pu, **s'est couvert de vêtements.**

De bons vêtements doivent satisfaire à deux conditions essentielles :

1° Ils ne **doivent gêner**, en aucune façon, le développement de notre corps, ni la circulation, ni la respiration.

Ainsi, les chaussures trop étroites, les corsets rigides et trop serrés sont condamnés par tous les hygiénistes. En général, le costume de l'homme est plus rationnel que celui de la femme. Cette dernière attache une importance peu raisonnable à de très petits pieds et à une fine taille.

2e Les vêtements **doivent préserver du froid.**

Une étoffe préserve d'autant mieux du froid qu'elle emprisonne plus d'air dans son tissu. Les poils des animaux, la laine des moutons, le duvet et la plume des oiseaux n'agissent pas autrement. C'est toujours l'air interposé dans les filaments qui s'oppose à la déperdition de la chaleur.

Aussi, portons-nous de préférence des vêtements **épais et de laine**, durant l'hiver.

Aussi, un vêtement **propre** est-il plus chaud qu'un vêtement que la saleté pénètre et d'où elle chasse l'air.

La question de **couleur** a moins d'importance qu'on ne l'a cru. Cependant, les habitants des pays chauds portent de préférence des vêtements blancs, qui s'échauffent moins au soleil que les vêtements sombres.

Vêtements des tout jeunes enfants. — Les nouveau-nés, avons-nous dit, se refroidissent facilement. Il faudra, par suite, les couvrir de vêtements chauds. Comme le mouvement est incessant chez les bébés, les vêtements ne devront les gêner en rien. Ils seront donc souples. Quant aux langes, il convient de les laisser longs et flottants pour permettre aux jambes de se mouvoir aisément.

La pratique de l'emmaillotement serré est très critiquable.

22e LEÇON

L'habitation.

L'habitation est une espèce de vêtement qui nous recouvre à distance. Elle aussi nous préserve du refroidissement et des intempéries du dehors (pluie, neige, vent, etc.).

L'habitation des premiers hommes, **misérable** à coup sûr, a été pour eux une conquête très grande, comparable, comme importance, à celle du vêtement ou du feu.

Quelles sont les conditions auxquelles doit satisfaire toute habitation?

1° Il faut qu'elle soit **sèche**, c'est-à-dire que ni le sol, ni les murs ne doivent être humides.

Aussi, à la campagne, convient-il de construire sur un terrain aussi élevé de niveau que possible, et de ménager une cave sous le sol des pièces habitées. Les matériaux ne devront pas s'imbiber d'humidité. Sans cela, les murs se couvriraient bientôt de poussière blanche de **salpêtre**. Et toute maison dont les murs sont salpêtrés est malsaine.

En ville, on **fuira** les maisons **toutes neuves** dont les murs ne sont pas suffisamment secs. C'est un fort mauvais calcul — d'essuyer les plâtres —. Ce que l'on économise sur le loyer est payé amplement en frais de médecins et de pharmaciens, sans compter les douleurs rhumatismales que l'on contracte, presque à coup sûr, dans des murs humides.

2° Toute habitation doit être **très ensoleillée**. Le soleil est le grand tueur de microbes. Sous nos climats, c'est le meilleur ami de l'homme.

A la ville comme à la campagne, il faut donc tenir le plus grand compte de l'exposition. Celle qui amène le soleil — le plus longtemps — dans le plus de pièces possible — est la meilleure.

3° Toute habitation doit être **très aérée**. Les grandes ouvertures, les nombreuses portes et fenêtres sont à rechercher. Et comme l'aération se fait mal sans courant d'air, on fuira les maisons ou logements **en placards**, c'est-à-dire ouverts seulement sur une façade.

Dans quelques régions de la France, en Bretagne surtout, non seulement les fenêtres sont rares et fort petites, mais encore elles ne peuvent s'ouvrir. Des maisons pourvues de semblables fenêtres ne s'aèrent que par la porte. **Ce sont des modèles de maisons insalubres.** La tuberculose y fait rage.

23e LEÇON

L'habitation (*suite*).

4° Toute habitation doit avoir des **pièces aussi grandes que possible.** Quoi qu'on fasse, il arrivera souvent que l'on vivra quelque temps, une heure ou deux, par exemple, sur l'air d'une pièce, avant de pouvoir le renouveler. Il est donc avantageux d'avoir des pièces à grand cube d'air. Et ce sont ces pièces qu'il conviendra d'habiter.

5° Aucune habitation ne doit être **surpeuplée.** C'est toujours la nécessité de respirer un air pur qui reparaît. La mortalité dans les maisons, où des ménages nombreux sont étroitement logés, **est toujours énorme.** L'argent consacré au loyer est bien placé. On ne se repent jamais d'avoir fait quelques sacrifices sur ce point.

Mais que penser de la femme qui, par gloriole, consacre la plus grande pièce de son logement à une espèce de salon où l'on ne vit pas, et confine son mari et ses enfants dans une étroite cuisine ou dans une chambre où l'on demeure jour et nuit ?

Que penser surtout du misérable qui porte au cabaretier le plus clair de son gain et condamne sa famille au séjour dans un taudis ? La richesse de décoration des cafés et des cabarets est ainsi faite de la misère de pauvres logis où s'étiolent, sans air, sans lumière, femmes et enfants.

Enfin, si l'on est obligé d'habiter une maison surpeuplée, c'est alors qu'il est **indispensable** de faire appel à l'**air du dehors.** Combien de pauvres logements, crainte du froid, du vent, du soleil, ne voient que rarement s'ouvrir leurs fenêtres. L'air qu'on y respire vient de la cage d'escalier. Il a déjà été respiré par d'autres. **Les locataires se le repassent ainsi de poumons en poumons.** Il est toujours possible d'échapper à un tel danger en ouvrant la fenêtre sur l'extérieur.

6° En ville, les logements doivent être choisis à un étage **aussi élevé que possible.**

Il est bien ennuyeux et fatigant de monter des escaliers, mais, quand on le peut, il ne faut pas craindre d'habiter au 4e, au 5e et même au 6e étage.

Tout d'abord les maisons voisines font moins d'ombre, et l'on voit le soleil **plus longtemps**. En outre, l'air est d'autant moins riche en poussière qu'il est plus éloigné de la chaussée, et nous avons vu que la poussière ne vaut rien pour notre appareil respiratoire.

Les balcons sont de véritables prolongements en plein air des logements qui en sont munis. On recherchera de préférence ces derniers.

7° En ville, les logements doivent être pourvus de cabinets **indépendants** et **installés avec le tout à l'égout**. Là, encore, il conviendra de faire les sacrifices nécessaires.

24e LEÇON

L'habitation (*suite*).

Chauffage. — Dans les climats **tempérés** et **froids**, c'est-à-dire sur la plus grande partie de la surface de la terre, la possibilité de chauffer les endroits habités fut une des plus grandes conquêtes de la civilisation. Le froid et l'humidité, en effet, sont parmi **nos ennemis les plus dangereux.**

Aujourd'hui, nous disposons de nombreux moyens de nous chauffer.

Le plus hygiénique est, à coup sûr, celui qui aère en même temps notre habitation, c'est-à-dire la **cheminée.** Malheureusement, elle utilise mal le combustible, 1/10e à peine de la chaleur développée.

Les **poêles**, à cet égard, sont bien préférables, mais ils ne renouvellent pas l'atmosphère de la chambre, dessèchent l'air et, s'ils tirent mal, laissent échapper des gaz dangereux.

Les **poêles mobiles**, à combustion lente, doivent être particulièrement surveillés. Il convient d'aérer largement dès qu'on les a roulés d'une pièce dans une autre, et d'engager à fond leur tuyau dans la cheminée.

Les **calorifères** à **eau chaude** ou à **air chaud** donnent une température égale. Les premiers ne dispensent pas d'aérer l'appartement.

Asphyxie. — On appelle ainsi un empoisonnement des globules de notre sang par les gaz de la combustion du charbon, surtout par l'oxyde de carbone.

Bien peu de personnes perdent la vie immédiatement par asphyxie et quand le fait se produit, les journaux s'en occupent longuement. Mais l'asphyxie **lente**, produite par la respiration d'un air impur, asphyxie qui dure des années et cause de l'**anémie** et un affaiblissement graduel des forces, est beaucoup plus générale et personne ne s'en occupe. C'est un tort très grave et il convient d'être toujours en garde contre ce danger de tout instant; au moindre mal de tête il faut ouvrir largement fenêtres et portes et renouveler l'air intégralement.

Eclairage. — L'éclairage, pour être hygiénique, doit remplir les conditions suivantes :

1° Être **suffisant.** Beaucoup de nos contemporains se contentent de sources lumineuses trop faibles ;

2° Être **fixe.** Le tremblotement fatigue beaucoup la vue ;

3° Donner une lumière de **couleur blanche**, comme la lumière du soleil, celle à laquelle nos yeux sont le mieux adaptés ;

4° **Venir de gauche**, quand on écrit.

La lumière du pétrole produite par une lampe bien entretenue, celle d'un bec de gaz sans vacillement, celle d'une lampe électrique, sont très recommandables.

Il n'en est pas de même de la lumière d'une bougie' souvent tremblotante et toujours insuffisante.

25e LEÇON

L'habitation (*suite*).

Mobilier. — Les chambres habitées ne doivent pas être encombrées de meubles, qui s'opposent au nettoiement et qui, en outre, diminuent très sensiblement le cube d'air disponible.

Les **rideaux** contrarient le renouvellement de l'air. De plus, comme les **tentures** et les **tapis**, ils ont le très grave inconvénient d'être des nids à poussières. Le **Touring-Club** avait exposé, en 1900, un modèle de chambre d'hôtel d'où ils étaient absolument exclus.

Propreté de la maison. — Toute maison doit être tenue dans un état constant et complet de propreté

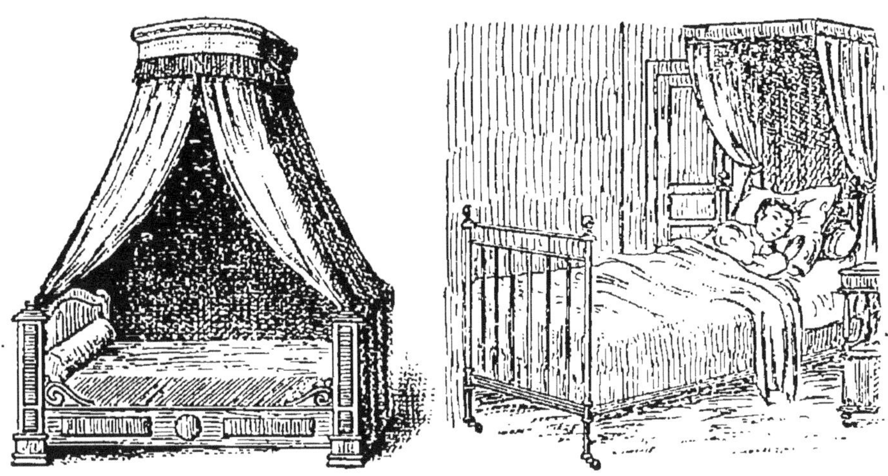

Fig. 12. — Rideaux de lit antihygiéniques.

Fig. 13. — Rideaux de lit hygiéniques.

Les poussières étant fort dangereuses à respirer, il conviendra de ne pas les soulever par le balayage à sec et l'époussetage. L'essuyage au moyen d'un linge légèrement humide remédie à tous les défauts de l'ancien balayage.

Quant aux ordures, comme elles fermentent facilement, il convient de les enlever aussi souvent que possible. On l'a toujours pu faire à la campagne. A la ville, les maisons sont munies de récipients ou **poubelles** qui sont vidés chaque jour par un service spécial.

Cabinets d'aisances. — La grande conquête moderne de l'hygiène publique est l'assainissement des cabinets d'aisances. Les fosses fixes, qui avaient besoin d'être assez souvent vidées, qui étaient rarement étanches, sont de plus en plus remplacées par le tout à l'égout qui débarrasse les maisons de toute mauvaise odeur. Paris, à ce point de vue, se trouve dans une situation privilégiée. Dans quelques années, toutes les maisons de la Ville seront munies du tout à l'égout.

26e LEÇON

Le mouvement.

Les os. — Nos os sont au nombre de **deux cents.** Les uns sont longs et creux comme les os du bras et de l'avant-bras ; d'autres sont plats, comme ceux de la tête.

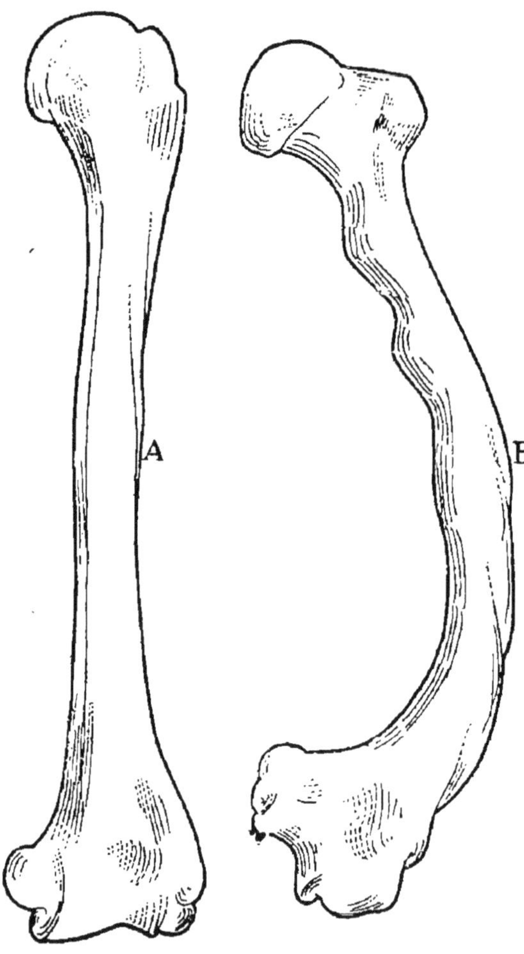

Fig. 14. — Os normal.

Fig. 15. — Os de rachitique.

Les os sont composés :

1° D'une substance **gélatineuse**, sans grande consistance;

2° D'une substance **calcaire**, très dure, qui donne à l'os sa couleur blanche, sa rigidité et sa solidité.

C'est grâce à l'ensemble des os, c'est-à-dire au squelette, que nous pouvons nous tenir debout, marcher, porter des fardeaux. Pour avoir une idée de la résistance du squelette, il suffit de penser que beaucoup d'hommes peuvent porter un poids de cent kilos et que certains athlètes soulèvent un poids beaucoup plus lourd.

Dans l'enfance, pendant la croissance, les os **ne sont pas entièrement solidifiés** par le calcaire. Ils sont encore mous et peuvent se déformer :

1° Par une **alimentation mauvaise** ou **insuffisante** qui ne leur fournit pas les matériaux nécessaires à leur croissance normale. Les enfants qui se trouvent dans ces conditions sont dits atteints de **rachitisme**. Leurs os sont déformés, surtout ceux des jambes qui se courbent. L'usage exclusif du bon lait pendant les dix ou douze premiers mois de la vie, la respiration d'un air pur, des soins convenables de propreté font échapper les enfants à cette terrible maladie.

Il est facile de comprendre que le lait qui contient tout ce qui est nécessaire à l'enfant pour croître, qui se digère facilement, soit le seul aliment qui convienne au premier âge.

2° **Par des fatigues prématurées**. C'est ainsi que beaucoup d'enfants ont des jambes arquées, bien que n'étant pas rachitiques, parce qu'on les a obligés à marcher trop tôt. On voit aussi de pauvres petits êtres obligés de porter ou de traîner des poids trop considérables au détriment de la bonne formation de leur squelette.

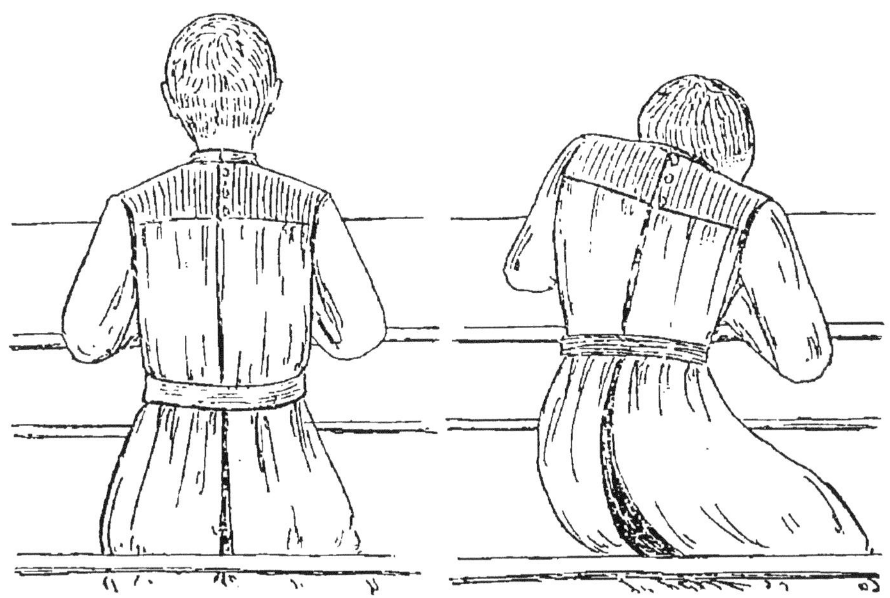

Fig. 16. — Bonne attitude. Fig. 17. — Attitude vicieuse.

3° **Par des attitudes vicieuses prises pendant la croissance**. Pour que le squelette d'un enfant se développe harmonieusement, il importe de ne lui laisser prendre que des attitudes convenables.

C'est surtout à l'école, quand il lit ou écrit, que l'enfant se tient mal. Son bassin est presque toujours trop éloigné de la table. Très souvent, ses épaules ne sont pas placées à la même hauteur, sa colonne vertébrale est incurvée. Trop souvent encore, ses yeux sont à une faible distance du cahier ou du livre, et nous verrons plus loin les graves inconvénients de cette attitude.

Un très grand nombre de nos contemporains sont affectés de mauvaises conformations du squelette, contractées pendant l'enfance.

4° **Par un exercice insuffisant.** La nature, en donnant à l'enfant un besoin constant de mouvement, nous montre à quel point l'activité lui est nécessaire. Le mouvement spontané ou le **jeu**, surtout, lui plaît particulièrement. Par le jeu, la circulation et la respiration sont accrues, tout le squelette est en action au grand avantage de son développement. Les parents ne doivent pas oublier que le besoin de jouer est pour l'enfant une **loi aussi absolue** que le besoin de manger ou de dormir. On n'y désobéit jamais sans préjudice **grave** pour la santé des enfants.

C'est surtout au profit des petits citadins que le respect de cette loi s'impose. Si l'on n'y prend garde, l'enfant des villes ne connaîtra plus bientôt le jeu que durant quelques minutes, dans la cour de l'école, ce qui est tout à fait insuffisant.

27e LEÇON

Le mouvement (*suite*).

Les muscles. — Les muscles sont des masses de chair formées de fibres qui peuvent se **contracter** et se **raccourcir**. Un muscle est attaché sur des os différents : l'un de ces os est relativement fixe ; l'autre est mobile. Si le muscle se raccourcit, il oblige l'os mobile à se mouvoir.

Répétons l'observation de la page 5. Étendons le bras gauche, plaçons la main droite sur ce bras et relevons l'avant-bras vigoureusement. Nous sentons sous la main droite une masse de chair qui se contracte et durcit.

C'est le muscle, appelé **biceps**, qui se raccourcit et oblige l'avant-bras à se replier sur le bras.

Il est très utile de posséder de bons muscles, bien développés, puisque ce sont eux qui mettent en action les os du squelette et nous permettent tous nos mouvements.

Les muscles se développent **par l'exercice.**

La vie la plus hygiénique est celle qui met en jeu simultanément ou successivement tous les muscles du corps. La vie des champs est dans ce cas. Le cultivateur marche et par suite exerce les muscles de ses membres inférieurs. Il fauche, laboure, bat, charge et décharge des voitures, ce qui actionne les muscles des reins et des membres supérieurs. Un des hommes les plus éminents de l'Angleterre contemporaine, l'illustre **Gladstone**, était tellement persuadé de la nécessité d'un exercice généralisé à tous les muscles du corps, qu'il abattait, lui-même, **à plus de quatre-vingts ans**, les arbres de son parc.

L'habitant des villes est dans de moins bonnes conditions que le campagnard. Il doit prendre sur ses moments de loisir un temps suffisant pour la promenade, soit à pied, soit à bicyclette et, en outre, faire chaque jour des exercices assez violents pour mettre en jeu les muscles supérieurs.

Entraînement. Un homme est entraîné quand il se livre à un exercice physique, suffisamment pour que la fatigue soit réduite au minimum. Un coureur entraîné fera, **sans fatigue excessive**, 1 000, 1 200, 1 500 kilomètres à bicyclette, à raison de 30 kilomètres à l'heure.

L'entraînement provient de ce que, **par l'habitude**, ceux des muscles qui sont utiles au mouvement, entrent seuls en jeu. Il provient aussi de ce que ces muscles, fortifiés par un exercice constant, sont **très robustes** et **très résistants**.

L'entraînement ne peut s'accommoder de l'usage de l'alcool. Les **coureurs**, les **lutteurs**, les hommes de sport, en général, s'en **abstiennent absolument.**

28e LEÇON

Le cerveau et le système nerveux.

La vie tout entière de notre corps est réglée par le système nerveux. Nous avons déjà dit qu'il semble que ce système soit comme un réseau télégraphique et téléphonique, parfaitement organisé, qui reçoit les nouvelles et donne des ordres.

On conçoit qu'un tel ensemble puisse se désorganiser assez facilement, d'autant mieux que son centre, le **cerveau**, est sillonné par un **nombre énorme de vaisseaux sanguins**, et que l'altération de ces vaisseaux et surtout leur rupture ont sur lui les plus funestes conséquences.

Les maladies nerveuses sont aujourd'hui beaucoup mieux connues qu'autrefois. Citons les convulsions des enfants, la danse de Saint-Guy, l'irritabilité, beaucoup d'illusions et d'hallucinations, les paralysies partielles ou totales, l'épilepsie, les manies, la folie, etc.

Une des plus fréquentes, passagère heureusement, est l'**ivresse**, caractérisée surtout par une paralysie plus ou moins entière du système nerveux. L'alcool est, du reste, le poison spécial de ce système. L'absorption d'une quantité, même faible, a une action presque immédiate sur la substance nerveuse.

On ne peut espérer maintenir son appareil nerveux en bon état, si l'on ne mène une **vie régulière**. Tout excès, de n'importe quelle sorte, retentit douloureusement sur la masse nerveuse et, par suite, s'expie tôt ou tard.

Il est certain qu'à notre époque nous faisons une consommation trop grande d'**excitants**, tels que le café, le thé, certaines liqueurs ; ou de **stupéfiants** ou **paralysants**, comme le tabac et quelques liqueurs à essences.

Il est des **excitants intellectuels** dont il ne faut pas non plus abuser, tels que le théâtre, le concert, le bal, etc., qui agissent encore déplorablement à un autre point de vue sur notre organisme, en reculant le moment du sommeil, en faisant artificiellement du jour la nuit, et réciproquement.

29e LEÇON

Les organes des sens.

L'œil. — L'œil est un appareil d'optique vraiment **merveilleux.**

Vous avez vu une jumelle de théâtre ou une longue-vue. Avant de s'en servir, il a été prudent d'en essuyer les verres. Puis, il a fallu l'allonger ou la raccourcir, la mettre au point en un mot, pour lui permettre de voir nettement les objets selon leur éloignement.

Votre œil s'**essuie** et se **nettoie** lui-même. De lui-même également il se **modifie** pour s'adapter aux courtes ou aux longues visions. Ce n'est pas **du même œil** tout à fait que vous lisez ou que vous regardez un paysage, mais vous n'avez pas eu à vous inquiéter de la modification qui s'est faite en lui. Elle s'est opérée à votre insu.

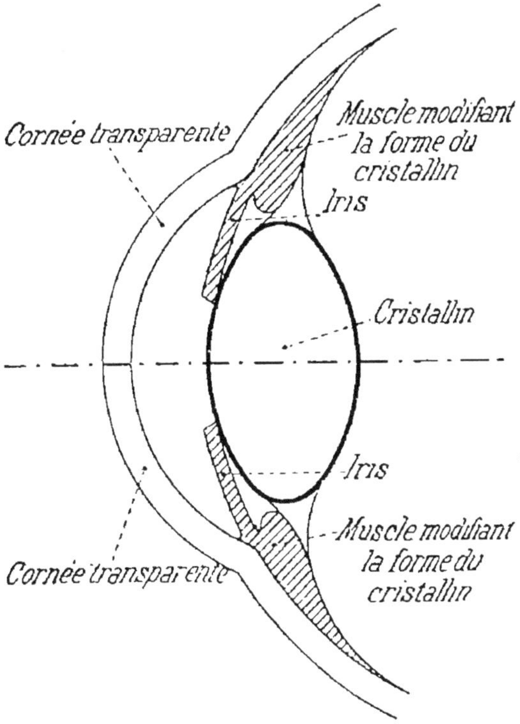

Fig. 18. — Cristallin d'un œil voyant près.

Et puis votre œil va vous permettre de voir durant toute votre vie, souvent longue. Quelle est donc la lunette qui pourrait servir une douzaine d'heures par jour durant près d'un siècle ? De cet instrument si précieux, il faut avoir le plus grand soin. Dans le premier âge, l'intérieur des paupières ou **conjonctive** peut s'enflammer. Si les paupières gonflent et rougissent, appelons le médecin, car le bébé est menacé d'une terrible maladie, l'**ophtalmie purulente**, à laquelle est dû le plus grand nombre des cas de **cécité**. Pour éviter cette maladie, il convient de laver, avec de l'eau boriquée, les yeux des nouveau-nés.

L'ophtalmie purulente est très contagieuse, et la plus grande propreté est recommandée aux personnes qui soignent les malades.

L'œil contient une petite lentille appelée **cristallin**. Les lentilles ordinaires de verre ou de cristal ont reçu de l'ouvrier qui les a faites, une forme qui ne peut être modifiée.

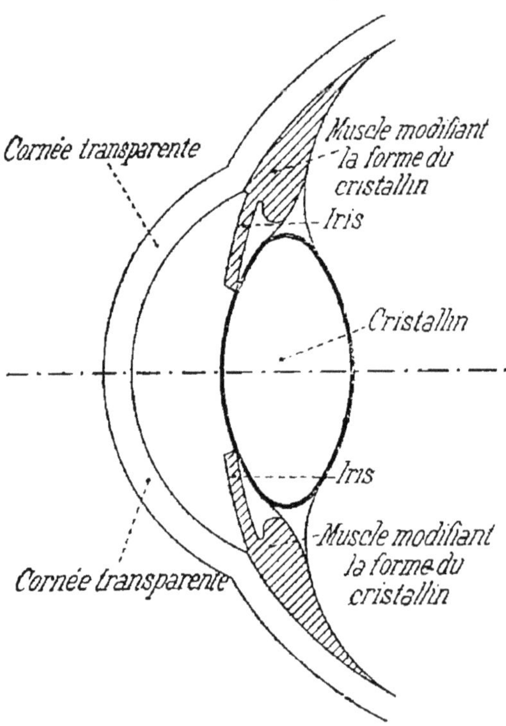

Fig. 19. — Cristallin d'un œil voyant loin. Le cristallin est aplati.

Le cristallin, au contraire, peut s'**aplatir** ou s'**épaissir** selon les besoins. Il s'aplatit pour voir très loin et s'épaissit pour la vue à petite distance. Sous sa forme ordinaire, il permet de lire un livre ordinaire à trois décimètres environ de distance. Par conséquent, si un enfant qui lit ou qui écrit place ses yeux à moins de trois décimètres, il oblige ses cristallins à se déformer, et comme il lit et écrit près de six heures par jour, ses yeux s'habituent peu à peu à voir de près. La courbure du cristallin fait bomber l'œil en avant. On dit que cet œil est **myope**. Constatons que l'attitude qui vaut le mieux à l'écolier pour la circulation du sang la plénitude de la respiration, le bon développement du squelette et des muscles, convient également pour le maintien de l'œil en bon état.

La myopie se corrige avec des verres spéciaux.

Ce que nous avons dit de la mise au point de l'œil

montre qu'il ne faut pas obliger cet œil à des efforts constants par des variations incessantes de distances. Ceci explique pourquoi la lecture en marchant, ou dans une voiture mal suspendue nous fatigue rapidement.

Quelquefois, la vieillesse ne permet plus au cristallin de s'adapter à la vision aux courtes distances. L'œil est alors dit **presbyte** et on l'aide à voir au moyen de lunettes spéciales.

L'oreille. — L'oreille est un organe fort compliqué dont la finesse s'atténue souvent avec l'âge.

Il faut entretenir le conduit extérieur en bon état de propreté par **l'enlèvement quotidien** de la substance jaunâtre qui s'y dépose. Cet enlèvement doit être fait avec un coin de mouchoir humide et non avec un corps dur.

D'autre part, les affections du nez, surtout les rhumes de cerveau, ont une influence très sérieuse sur l'oreille. Il convient donc d'échapper au coryza en se tenant les pieds chauds et en évitant les refroidissements.

La plupart des sourds, qui deviennent par là même muets, ne le sont pas de naissance. Quelles responsabilités pour les parents qui ne se sont pas inquiétés d'une inflammation de l'oreille de leurs enfants, ont laissé une suppuration s'établir, n'ont pas appelé le médecin et ont vu leur fils ou leur fille devenir sourd peu à peu !

30e LEÇON

Maladies contagieuses.

On appelle maladies contagieuses celles qui sont communiquées aux êtres sains par un malade. Leur cause est la pullulation dans les corps atteints d'innombrables petits êtres, champignons, pour la plupart, appelés **microbes** [1].

Notre corps est merveilleusement armé pour résister à ces ennemis.

1. C'est l'illustre Pasteur qui a appelé l'attention des savants sur l'origine microbienne des maladies contagieuses.

Tout d'abord, la peau, quand elle n'est pas entamée par une piqûre, ou une blessure, nous protège presque toujours efficacement.

Quant aux microbes qui siègent dans les cavités naturelles de notre corps, la bouche, l'estomac, les intestins, ils sont sans action tant que notre corps n'est pas affaibli, soit par des excès, soit par un refroidissement.

Enfin, lorsque ces microbes ont commencé à nous envahir, tout n'est pas encore perdu, car ils trouvent là où ils ont pénétré des **défenseurs très actifs** de notre corps, qui les entourent, les attaquent, les mangent et les digèrent, si nous n'avons pas diminué leur force par une vie peu hygiénique.

De sorte qu'on peut dire que nous sommes malades quand nous le voulons et parce que nous l'avons voulu. **La santé est notre état normal** et il dépend de nous, dans une très large mesure, que nous ne soyons pas malades ou que nous le soyons sans danger de mort.

Le **soleil**, une **vive lumière**, l'**air** fréquemment renouvelé sont des destructeurs très actifs des microbes. Ainsi s'expliquent les conseils donnés plus haut pour le choix d'un logement ou d'un appartement.

Les maladies contagieuses sont moins meurtrières qu'autrefois. Ainsi au XIVe siècle, sur 100 millions d'habitants, la **peste** en enleva à l'Europe le 1/4, soit 25 millions.

Les épidémies de choléra sont devenues très rares dans les pays civilisés.

Pour lutter contre les maladies contagieuses, il faut en connaître les **foyers**. C'est pourquoi une loi récente exige la déclaration de la plupart d'entre elles.

Cette lutte comporte l'**isolement** du malade et surtout des **désinfections** d'appartements, de vêtements, d'objets de literie ou autres ; il est indispensable de se prêter de bon gré à ces désinfections, qui sont faites dans l'intérêt de tous.

Le premier symptôme de presque toutes les maladies contagieuses est la **fièvre**. C'est une élévation de température du corps qui s'accompagne de sécheresse de la peau, d'accélération du pouls, d'agitation ou quelquefois de torpeur.

Toutes les familles devraient posséder un **thermo-**

mètre médical, instrument peu coûteux qui permet de mesurer exactement la température.

Dès l'apparition de la fièvre, il est prudent de faire venir un médecin.

31e LEÇON

Principales maladies contagieuses.

Rougeole. — Une éruption de taches, accompagnée d'une fièvre assez faible, se manifeste d'abord au visage, puis sur le cou, le corps et les membres.

C'est une maladie extrêmement contagieuse, surtout à ses débuts, avant même l'éruption. Aussi l'isolement du malade préserve rarement ses camarades. En fait, peu d'enfants y échappent.

Bien que la rougeole soit le plus souvent une maladie bénigne, il faut la faire soigner par un médecin.

Scarlatine. — Les premiers symptômes, forte fièvre, frissons, vomissements, se produisent de quatre à sept jours après l'infection. Ils sont suivis d'une éruption couleur **jus de framboise**, qui commence par le tronc ou les jambes.

Cette maladie est toujours sérieuse, en raison des complications qui peuvent survenir.

Le scarlatineux est contagieux surtout quand sa peau se desquame. Aussi ses livres, sa literie, ses vêtements sont-ils suspects et doivent-ils être désinfectés.

Coqueluche. — Cette affection, très contagieuse pour les enfants âgés de moins de dix ans, fatigue beaucoup le malade à cause des quintes de toux qui se succèdent et des vomissements qu'elles provoquent parfois.

Le coquelucheux doit être isolé sévèrement.

Variole. — Maladie très grave et très contagieuse. Souvent la variole tue la moitié des personnes qu'elle atteint. Celles qui échappent à la mort peuvent être défigurées et n'ont quelquefois qu'une santé débile.

La vaccination est un préventif souverain contre la variole.

En Allemagne, où la vaccination et la revaccination sont obligatoires, **la variole est presque inconnue.**

Une nouvelle loi qui rend obligatoires en France les mêmes mesures, aura certainement les mêmes résultats.

Diphtérie. — Cette maladie, connue surtout sous le nom de **croup**, faisait naguère l'épouvante des mères.

Depuis la découverte par Roux et Behring d'un **sérum curatif et préventif**, elle est devenue relativement bénigne.

En cas de mal de gorge, d'angine, les parents feront sagement d'appeler de suite un médecin consciencieux. Les injections de sérum, en effet, guérissent d'autant plus vivement qu'elles sont faites plus tôt.

32e LEÇON

Maladies contagieuses (*suite*).

Fièvre typhoïde. — Cette maladie, toujours très grave, a beaucoup diminué de fréquence dans les villes qui s'alimentent d'eau de source pure.

Munich, en 1858, perdait **334** habitants de fièvre typhoïde sur 100 000 ;

En 1898 elle n'en perdait plus que **3** sur le même nombre.

La mortalité à Paris a diminué dans des proportions analogues.

L'usage d'eau bouillie ou filtrée préserve, presque à coup sûr, de la fièvre typhoïde.

Tuberculose. — Cette maladie terrible tue, chaque année, environ 200 000 Français.

Les causes d'infection sont :

1o L'**alcoolisme**, qui diminue la résistance de l'individu ;

2o Le **taudis**, mal éclairé, mal aéré, où pullule le microbe.

Fuir le cabaret, consacrer l'argent qu'on y dépenserait à se nourrir convenablement, à se bien loger ; aérer largement, jour et nuit, la chambre où l'on couche ;

laisser partout pénétrer le soleil; respirer par le nez, organe qui arrête au passage les poussières et les microbes : voilà les conseils, **faciles à suivre**, qui préservent presque sûrement de la contagion.

Ce sont encore eux qui faciliteront la guérison si l'on a été atteint de la maladie.

Grippe. — Cette maladie, très contagieuse, est bénigne ordinairement pour les individus que n'ont pas affaiblis des excès, surtout des excès alcooliques.

Rage. — Cette maladie se communique par la morsure des chiens enragés. Il est donc prudent de ne pas jouer avec des chiens qu'on ne connaît pas. Pasteur a découvert un sérum qui, injecté à temps, empêche l'évolution de la rage chez les personnes mordues.

En cas de morsure suspecte, il conviendra par suite de se rendre d'urgence à l'Institut Pasteur, à Paris[1].

Choléra. Peste. — Ces maladies, naguère encore terrifiantes, par le nombre de leurs victimes, sont maintenant cantonnées dans l'Extrême-Orient, par suite des mesures d'hygiène générale adoptées par les gouvernements de peuples civilisés.

33e LEÇON

Infections se produisant par la peau.

Les microbes propagateurs des maladies étudiées ci-dessus, sauf la rage, pénètrent en nous par les ouvertures naturelles, la bouche, le nez, les yeux.

La peau, avons-nous dit, est une **excellente cuirasse protectrice**. Quand elle est détruite par une éraflure, une écorchure, une brûlure, une plaie quelconque, les microbes pénètrent par la brèche ouverte et pullulent, si l'on ne prend pas de grandes précautions.

Infection des plaies. — Autrefois, toute plaie s'accompagnait de suppuration. Il semblait que la

1. Il y a des Instituts Pasteur en France à Paris, rue Dutot, 25; — Lille, boulevard Louis-XVI; — Lyon, rue de Béarn; — Marseille, Château du Pharo; — Montpellier, boulevard Henri-IV.

fièvre, la douleur et la formation du pus étaient nécessaires à la guérison d'une plaie. Dans les hôpitaux, les plaies s'infectaient gravement et une maladie — appelée **pourriture d'hôpital** — emportait de nombreux opérés. Un savant écossais, **Lister**, a montré que l'on pouvait panser les plaies de telle sorte que la suppuration ne se produisait jamais et que la guérison devenait beaucoup plus sûre et plus rapide.

Toute plaie doit être nettoyée minutieusement, ainsi que la peau environnante. Les pansements doivent être faits d'objets **aseptiques**, c'est-à-dire exempts de microbes : gaze, ouate, bandes aseptiques, etc. Les mains qui posent un pansement seront soigneusement lavées au savon et à la brosse, les ongles seront nettoyés à fond. Le pansement ancien sera brûlé.

Panari. — C'est une inflammation d'une partie de le main consécutive à une piqûre qui a introduit des microbes sous la peau. Le panari fait beaucoup souffrir, surtout si on le soigne par des remèdes de « bonne femme ». Un panari doit être montré de bonne heure à un médecin.

Abcès. — L'abcès est un amas de pus plus ou moins volumineux. Sa formation est accompagnée de fièvre et de vive souffrance. Une incision faite en temps opportun par un médecin en limite l'étendue et la durée.

Furoncle. — Le furoncle, appelé vulgairement **clou**, est également douloureux. La réunion de plusieurs furoncles groupés donne un **anthrax**, qui est quelquefois dangereux. Il est bon de faire soigner le furoncle et l'anthrax par le médecin.

Erysipèle. — Les lèvres de la plaie deviennent roses et se tuméfient. L'érysipèle s'étend quelquefois à tout le corps.

Tétanos. — C'est une des plus épouvantables maladies qui existent. Elle résulte d'une piqûre qui a introduit le microbe spécial sous la peau. Elle est caractérisée par des **crampes extrêmement douloureuses** supprimant la plupart des mouvements. Naguère encore la mort du tétanique était fatale. On possède maintenant un sérum antitétanique qui donne les plus belles promesses.

34e LEÇON

Accidents.

Plaies et hémorragies. — Nous venons de dire avec quelles précautions il fallait panser une plaie. Si elle est de petite étendue, la cicatrisation s'en fera vite par le rapprochement des lèvres au moyen de **diachylon**.

Si la plaie est sérieuse, il conviendra d'appeler un médecin.

Les plaies s'accompagnent d'**hémorragies** ou épanchements de sang.

Un épanchement **uniforme** et **sans jet** provient des vaisseaux capillaires. Un pansement faisant compression l'arrête.

Un pansement analogue, mais un peu plus serré, arrête un épanchement d'**origine veineuse**, caractérisé par un sang noir assez foncé.

Si le sang est **rouge vermeil** et sort par **saccades**, l'hémorragie provient d'une **artère**. Il faut prévenir immédiatement le médecin et, **en attendant**, arrêter l'écoulement du sang. Pour cela, on comprime fortement l'artère blessée, dans son trajet **entre le cœur et la blessure**.

Fractures. — Une fracture est la rupture d'un os.

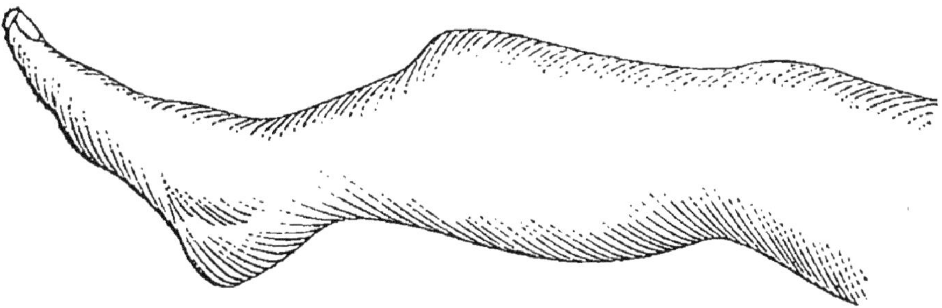

Fig. 20. — Vue extérieure d'une fracture de la jambe.

Immédiatement après cette rupture, le membre ne peut plus se remuer, la peau qui recouvre la fracture se tuméfie et noircit.

En attendant le médecin, on immobilisera le membre racturé dans la position du repos.

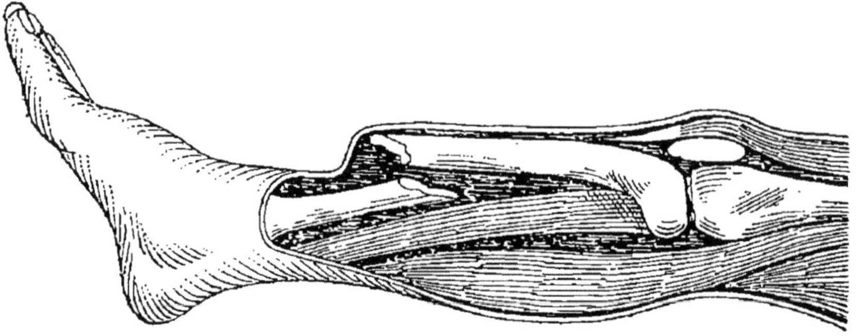

Fig. 21. — Vue intérieure d'une fracture de la jambe.

Luxations. — C'est le déplacement de la tête d'un os de sa cavité ou de son articulation. Dans beaucoup de campagnes, on a l'habitude de faire soigner les membres **luxés** ou **démis** par un **rebouteux**. Chaque canton possède ainsi un rebouteux merveilleux dont on vante les mérites. Les personnes sages s'adresseront cependant de préférence au médecin. En l'attendant, on combattra la douleur par des compresses d'eau froide.

Brûlures. — Les brûlures sont toujours fort douloureuses. Celles qui sont profondes et étendues peuvent devenir dangereuses. Les parties brûlées doivent être recouvertes de gaze imbibée d'huile.

Toute personne dont les vêtements prennent feu doit se coucher à terre, s'y rouler, au lieu de courir, ce qui active le feu. Pour la secourir, il faut l'envelopper d'une couverture, d'un manteau, d'un édredon ou de tout autre objet qui puisse empêcher l'accès de l'air.

Syncope. — L'évanouissement ou syncope est la perte de connaissance. On étend la personne évanouie sur le sol, dans un endroit aéré, la tête plus basse que les jambes si le visage est pâle. Puis, on desserrera tous ses vêtements. Enfin, on frictionnera le visage avec du vinaigre, de l'eau de Cologne, etc.

Mort apparente. — Elle peut provenir :

Ou de **pendaison** : alors il faut couper la corde au plus tôt ;

Ou d'**absorption de gaz délétère** : il convient de transporter la victime dans un air pur ;

Ou de **submersion** : il faut coucher le noyé sur le ventre et le côté, jamais les pieds en l'air, et lui nettoyer la bouche et l'arrière-bouche.

Dans ces trois cas, il faudra souvent avoir recours à la respiration artificielle.

Le sauveteur applique ses mains à plat sur les fausses-côtes de la victime couchée et les repousse de toute sa

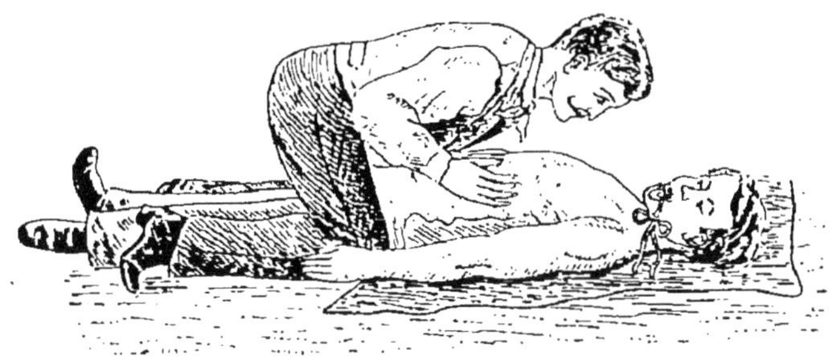

Fig. 22. — Respiration artificielle. Expiration.

force en arrière et en haut, c'est-à-dire vers la colonne vertébrale et la tête, jusqu'à ce qu'il entende l'expiration de l'air. Au bout de trois à quatre secondes, il se relève, la poitrine revient à son état antérieur et l'air

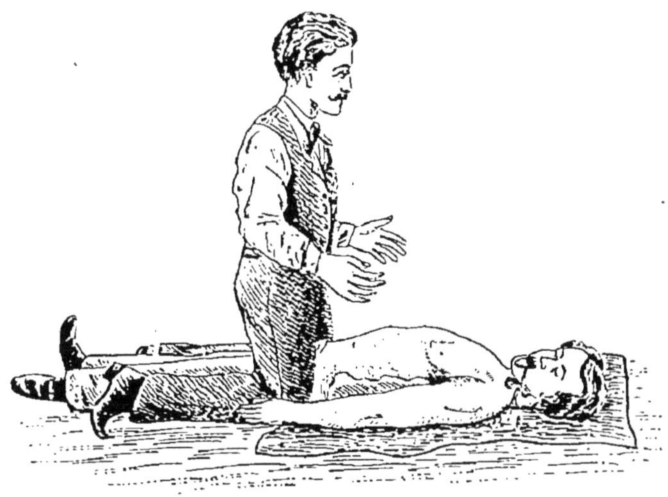

Fig. 23. — Respiration artificielle. Inspiration.

gonfle les poumons. Puis la première opération recommence, et ainsi de suite durant longtemps.

Le regretté professeur Laborde a inventé la méthode de **tractions rythmées de la langue**.

« Saisir solidement le tiers antérieur de la langue avec un linge quelconque, mouchoir par exemple, et exercer sur elle, quinze à vingt fois par minute, de fortes tractions réitérées, successives, rythmées, suivies de relâchement, en imitant les mouvements rythmés de la respiration, elle-même. » (Laborde, *Académie de médecine*, janvier 1902.)

Toutes ces manœuvres doivent être renouvelées longtemps. On a vu des victimes de mort apparente revenir à la vie après plus d'une heure de soins assidus.

TABLE DES MATIÈRES

1146-03. — Coulommiers. — Imp. Paul BRODARD. — 1-04.

www.ingramcontent.com/pod-product-compliance
Ingram Content Group UK Ltd.
Pitfield, Milton Keynes, MK11 3LW, UK
UKHW021022200726
13857UKWH00004B/1533

9 782012 961845